DU

TRAITEMENT PALLIATIF

FAIT SANS EMPLOI DE SONDES ET DE BOUGIES,

DES DIFFICULTÉS D'URINER ET DES RÉTENTIONS D'URINE OCCASIONNÉES
PAR DES RÉTRÉCISSEMENTS DE L'URÈTHRE,
OU PAR DES HYPÉRTROPHIES DE LA PROSTATE;
PUIS, DE L'USAGE D'UNE MÉDICATION QUI FACILITE LES PRÉLUDES OPÉRATOIRES
DE LA LITHOTRITIE,
ET REMÉDIE AUX ACCIDENTS QUI SONT SI COMMUNÉMENT LES CONSÉQUENCES
DU BROIEMENT DES CALCULS,
OU DE LEUR EXTRACTION DE LA VESSIE PAR LA TAILLE;

PAR J.-J. CAZENAVE

Médecin à Bordeaux;
Membre correspondant de l'Académie Impériale de Médecine de Paris,
des Sociétés *huntérienne* de Londres,
médico-chirurgicales de Bologne et de Berlin,
de l'Académie Royale de Médecine et de Chirurgie de Madrid,
des Sciences médicales et naturelles de Bruxelles, de Bruges;
des Sociétés de Médecine de Hanovre, de la Nouvelle-Orléans, de Lyon,
de Toulouse, de Marseille, de Rouen; de la Société des Médecins
du grand duché de Baden;
Chevalier de l'Ordre royal de Charles III d'Espagne.

PARIS

CHEZ J.-B. BAILLIÈRE, LIBRAIRE DE L'ACADÉMIE IMPÉRIALE DE MÉDECINE
10, rue Hautefeuille.

1870

A Messieurs les Membres de l'Académie impériale de
Médecine de Paris.

En vérité, Messieurs et très honorés Collègues, quand on n'a guère d'autre mérite que celui d'avoir usé beaucoup de souliers, comme le disait Zimmermann des médecins routiniers de son temps, on est presque inexcusable de se hasarder à faire des communications, quelles qu'elles soient, à l'Académie impériale de Médecine de Paris, dont les membres sont, à des titres divers, l'élite de la Médecine et de la Chirurgie françaises.

Quoi qu'il en soit, et bien que ma carrière professionnelle soit obscure comme celle des chirurgiens qui exercent dans les provinces, — Montpellier, Strasbourg et Lyon exceptés, — je vous demande la permission d'essayer mes forces en vous adressant, de temps à autre, quelques travaux de ma façon, espérant que vous voudrez bien lire ma prose avec bienveillance, non pas cette prose *forte toujours et faite de génie,* — le génie ne court pas encore les rues que je sache, — mais celle d'un chirurgien qui n'a guère pu s'occuper que de son art, qui est à peu près étranger aux belles-lettres, et qui a vécu pendant dix ans à la campagne de la vie du paysan et de l'artisan, au contact grossier desquels il a vu des hommes du goût le plus pur se gâter et gâter leur style.

Je dois vous le dire, Messieurs et très honorés Collègues, j'aime à vivre de souvenirs, et me rappelle toujours avec un bien grand plaisir l'époque à laquelle je voyais à Paris, pendant mes quatre années d'études, les grandes figures chirurgicales de ce temps-là, je veux dire les Boyer, les Percy, les Antoine Dubois, les Dupuytren, les Roux, les Béclard, les Jules Cloquet, les Velpeau, les Sanson, les Lisfranc, et quelques autres n'occupant alors que le second rang. On voudra bien remarquer que je n'exclus pas du nombre de ces habiles chirurgiens les deux autres célébrités de cette époque, qui avaient noms Delpech et Lallemand, de Montpellier. Toutes ces royautés de la science voyaient de haut pour nous transmettre leurs excellents travaux.

Connaissant, soit personnellement, soit par leurs œuvres, les chirurgiens de ces temps-ci, quels sont ceux, je le demande, qui peuvent être comparés à Boyer, à ce professeur célèbre dont la vaste science, l'excellence du diagnostic, le jugement exquis, la sagacité, la prudence, l'habileté opératoire et la sévère probité furent l'honneur de notre profession? Quel est l'ouvrage moderne qu'on puisse comparer à son excellente encyclopédie chirurgicale connue sous le nom de *Traité des maladies chirurgicales,* qui obtint un si grand succès, et que les praticiens les plus haut placés ne cessent de consulter? Néanmoins, Boyer disait comme Fénelon, à propos de ses ennemis, car il en avait quelques-uns le bon homme : qu'il ne voulait pas se rappeler leurs noms. — Quel est encore le chirurgien de nos jours qui oserait se comparer à Dupuytren, à cet homme qui était fortement en possession de la vie, qui était si complet, chirurgicalement parlant, et pour lequel la nature avait été prodigue de tous ses dons? Qui ne se rappelle, — je parle des hommes de mon époque, bien entendu, — qui ne se rappelle la taille majestueuse, la belle figure assombrie par les préoccupations, la parole tantôt facile, élégante, châtiée, tantôt accentuée, dominatrice et tranchante de ce chirurgien célèbre entre tous, qui tenait ses auditeurs suspendus à sa bouche d'or, qui renversait tout ce qui le gênait, qui dominait seul, et dont la clinique de l'Hôtel-Dieu de Paris était suivie par des savants de toute l'Europe, et par des étudiants d'élite toujours avides d'entendre l'orateur et de voir à l'œuvre le contemporain et le rival du non moins célèbre Astley Cooper, dont les Anglais avaient le droit de s'enorgueillir? Qui donc a remplacé cet homme extraordinaire? Personne encore jusqu'ici, et cependant, ce grand chirurgien, que l'Europe savante et que le monde civilisé nous enviaient, avait des côtés faibles. Bien qu'on l'admirât et qu'on s'inclinât devant la richesse de sa prodigieuse nature, il y avait en lui, comme chez tous les hommes de génie, le fait éternel, le fait inévitable, le fait écrasant de l'humanité : l'imperfection! — Dupuytren, d'ailleurs, eut les ennemis que donne la satire et que donnent les succès.

Grâce à Dieu! et malgré l'incontestable supériorité de mérite et de lumières des princes de la science dont je viens de dire les noms, la chirurgie de ces temps-ci est parfaitement représentée. Je l'ai tout entière dans ma bibliothèque, la lis la plume à la main, la sais par cœur, mais n'a pas encore assez fait, assez grandi que je sache, pour aller de pair avec ses aînées de la dernière moitié du dix-huitième siècle et des quarante premières années du dix-neuvième. Infailliblement, cependant, nos supériorités chirurgicales du jour parviendront, non seulement à égaler, mais très probablement à surpasser les célébrités que j'ai nommées plus haut, célébrités qu'on n'a pas eu le chagrin d'admirer de leur vivant, et qui sont garanties par la mort, comme le disait Tacite·de quelques hommes de son temps.

Comme les sciences exactes se perfectionnent par voie d'accumulation pour ainsi dire, et que les expériences et les découvertes de chaque savant élèvent ces sciences d'une assise, je suis persuadé que les chirurgiens déjà célèbres que je vais nommer, — en m'excusant d'en oublier quelques-uns probablement, — continueront leurs travaux, déjà si remarquables, et atteindront ou surpasseront le niveau de leurs devanciers. Ces chirurgiens sont : les docteurs et professeurs Broca, de Paris ; Bouisson, de Montpellier ; Chassaignac, de Paris ; Courty, de Montpellier ; Dolbeau, de Paris ; Demarquay, de Paris ; Denonvilliers, de Paris ; Giraldès, de Paris ; Gosselin, de Paris ; Jules Guérin, de Paris ; baron Larrey, de Paris ; Laugier, de Paris ; Legouëst, de Paris ; Nélaton, de Paris ; Richet, de Paris ; Ricord, de Paris ; Sédillot, de Strasbourg ; Verneuil, de Paris ; Voillemier, de Paris, etc., etc.

Bien que j'aie pris la liberté de vous dire mon opinion sur les personnes et sur les choses chirurgicales d'une époque déjà éloignée, je vous prie de croire que je ne l'ai pas fait de parti pris, en louangeur aveugle du temps passé, et avec le dessein, ou d'amoindrir, ou de nier la marche ascendante de notre art, ses progrès incessants, et l'excellent esprit dans lequel se font généralement ces progrès.

En somme, je ne suis l'ennemi ni des lumières, ni de la philosophie, mais je désirerais que quelques-uns des nôtres, qui ont d'ailleurs beaucoup de talent, ne s'évertuassent pas à raisonner par de fausses hypothèses, et voulussent bien consulter l'expérience et l'analogie, qui sont des guides à l'aide desquels on ne peut guère s'égarer, ce me semble.

DU

TRAITEMENT PALLIATIF

FAIT SANS EMPLOI DE SONDES ET DE BOUGIES,

des difficultés d'uriner et des rétentions d'urine occasionnées
par des rétrécissements de l'urèthre,
ou par des hypertrophies de la prostate;
puis, de l'usage d'une médication qui facilite les préludes opératoires
de la lithotritie,
et remédie aux accidents qui sont si communément les conséquences
du broiement des calculs,
ou de leur extraction de la vessie par la taille.

---

1. J'ai rencontré dans ma pratique des cas très nombreux de rétrécissements de l'urèthre uniques ou multiples, de causes traumatiques ou par transformation fibreuse, tantôt ne permettant qu'à peine l'émission très lente et goutte à goutte *(guttatim)* des urines, et d'autres fois occasionnant une rétention complète, une véritable ischurie, c'est à dire l'un de ces états graves en présence desquels il est bien difficile de rester spectateur impassible, ou plutôt oisif d'angoisses toujours croissantes dont on ne prévoit pas le terme.

2. Que de malades j'ai vus, arrivant souvent de fort loin, se précipiter dans mon cabinet, me donner à peine le temps de prendre un instrument, et me supplier de ne pas les ménager afin de les délivrer des tortures qu'ils enduraient quelquefois depuis plus de vingt-quatre heures !

3. Fort peu de médecins s'occupent sérieusement du traitement des maladies des voies urinaires, de cette branche de notre art qui est la plus difficile et la plus compromettante de toutes assurément. Cela est si vrai, que je n'ai jamais vu un chirurgien, quelqu'habile, quelque sûr de lui-même, quelque haut placé qu'il fût, ne pas être ému, ne pas être très préoccupé en présence de ces malheureux malades qui sont aux prises avec le cortége effrayant et si horriblement douloureux des phénomènes qui constituent la rétention d'urine, l'*ischurie*.

4. Bien que j'aie traité un grand nombre de rétrécissements fibreux multiples de l'urèthre par l'uréthrotomie interne depuis une vingtaine d'années, je ne signalerai que ceux qui l'ont été en présence et avec le concours éclairé de quelques-uns de mes confrères, qui savent que je me sers à peu près exclusivement d'un uréthrotome à deux lames alternes, jouant ensemble ou séparément dans une gaîne commune, et que *je hache,* que *je morcèle* ces coarctations en faisant quatre, six et jusqu'à huit incisions sur chacune d'elles, manœuvres qui ne durent pas plus de 20 à 25 secondes, dans les cas les plus difficiles. Plusieurs de ces coarctations, les plus étendues, les plus dures et les plus réfractaires à l'uréthrotomie interne, avaient été traitées infructueusement, avant moi, par les savants Ricord et Guillon, de Paris, et par le non moins savant Sédillot, de Strasbourg. Le docteur Dupouy, ex-chirurgien en chef de l'hospice de la Maternité de Bordeaux, m'avait adressé un de ces malades, qui est capitaine de navire; le docteur

G. Dupont, médecin honoraire de l'Hôtel-Dieu de Bordeaux, m'a assisté depuis bien des années auprès de plusieurs autres, puis le docteur Méran, rédacteur en chef de l'*Union médicale de la Gironde,* m'a vu opérer un confrère, notre ami commun, qui l'avait été, sans succès, par le professeur Sédillot, de Strasbourg (¹).

5. Je ne dirai rien, pour le moment, de l'un des cas les plus compliqués et les plus graves de rétrécissements multiples et fibreux de l'urèthre qu'il m'ait été donné de voir, et ne raconterai le fait et l'histoire de mes manœuvres opératoires sur le malade, que lorsque je publierai une lettre que j'écrivis dernièrement à l'Empereur pour qu'il voulût bien ordonner qu'on vînt au secours de cet excellent militaire, qui est le fils d'un officier de la première République et du premier empire, militaire déshérité de la fortune, et qui fut renvoyé d'une administration dans laquelle il avait un emploi aussi modeste que pénible, parce qu'il était porteur d'une maladie *incurable* dont je

---

(¹) Les confrères en présence desquels j'ai fait des uréthrotomies internes offrant souvent de grandes difficultés d'exécution, sont les Drs Arthaud, de Bordeaux; Abadie père, de Saint-André-de-Cubzac (Gironde); Bensse, de Bordeaux; Casteran, de Bordeaux; de Biermont, de Bordeaux; G. Dupont, de Bordeaux; Dupouy, de Bordeaux; Dureau, de Saint-André-de-Cubzac (Gironde); Desmartis père, de Bordeaux; Dubreuilh père, de Bordeaux; Fasileau, de Bordeaux; Gaubric, de Bordeaux; Kursmierky, de Macau (Gironde); Lacourtiade, de Blaye (Gironde); Larivière, médecin de première classe et médecin en chef de l'hôpital Militaire de Bordeaux; Émile Martin, de Bordeaux; Méran, rédacteur en chef de l'*Union médicale de la Gironde;* Miche, médecin major du 7me de chasseurs à cheval, à Libourne (Gironde); Rotin, de Saint-André-de-Cubzac (Gironde); Régnier, de Blaye (Gironde); Sébileau, de Blaye (Gironde).

le guéris cependant, ainsi que le démontre son excellent état de santé. — Notre habile confrère le docteur Soulé, médecin en chef de la Compagnie des Chemins de fer du Midi, ainsi que M. Dubertrand, médecin à Bègles (banlieue de Bordeaux) connaissent F...., auquel j'ai donné des soins pendant huit mois. — La providence ayant guidé mes mains et béni mes efforts , j'ai tout lieu d'espérer que l'Empereur voudra bien compléter mon œuvre en honorant mon client de sa protection.

6. Mais les malades ne sont pas toujours à portée d'avoir les secours immédiats d'un médecin dans les cas graves, c'est à dire dans les rétentions d'urine qui sont occasionnées, soit par des rétrécissements de l'urèthre, soit par des hypertrophies de la prostate. Et d'ailleurs, malgré les progrès incontestables de notre chirurgie contemporaine, et l'habileté pratique de nos grands chirurgiens, des barons de notre métier, n'arrive-t-il pas souvent, malheureusement trop souvent, qu'on rencontre de telles difficultés, pour sonder quelques malades, que certains de nos confrères, se trouvant acculés dans une impasse, sont obligés de renoncer au cathétérisme, et de les faire uriner par une voie anormale, opération que les timides redoutent, qu'ils ne font qu'à la dernière extrémité le plus ordinairement, que lorsque les malades n'offrent plus de ressources; que lorsque tout est désespéré, alors cependant que cette opération est aussi facile et aussi peu compromettante qu'une saignée du bras.

7. Ce fut en considération de ces difficultés chi-

rurgicales et des dangers que courent les malades
en de pareilles conjonctures, que je me mis en quête,
il y a vingt ans, de trouver un moyen qui pût remédier aux accidents dont il est question, mais sans
sondes et sans instruments d'aucune sorte. Je fus
assez heureux, après bien des essais, après de gros-
ses déconvenues que je serais humilié d'avouer, de
mettre la main sur un moyen fort simple, qui m'a
constamment réussi, et qui a permis aux malades
d'uriner et d'être soulagés presqu'immédiatement
après son application. Ce moyen consiste dans l'introduction de morceaux de glace dans le rectum,
faite comme je vais le dire un peu plus loin.

8. Sachant déjà par l'expérience d'autrui et par la
mienne, que l'application de la glace, faite pendant
un certain temps et sans interruption, détermine
une sédation remarquable, un resserrement perma-
nent des vaisseaux de la partie, une répercussion,
un certain degré d'atrophie des tissus, un abaisse-
ment notable de la température, et souvent, par
suite, une sédation générale, j'espérai obtenir de
bons résultats de cette application, d'abord dans
les difficultés d'uriner occasionnées par des rétrécissements de l'urèthre ou par des hypertrophies de la
prostate, puis pour remédier à certains accidents
occasionnés par le broiement des calculs vésicaux
(Lithotritie), ou par la taille.

9. Quand il s'agit de rétrécissements de l'urèthre
occasionnant, ou de simples difficultés, ou des impossibilités d'uriner, — *dysuries* ou *ischuries*, — je
commence par essayer de sonder les malades avec

beaucoup de lenteur et de prudence. Si les sujets sur lesquels je procède ainsi sont nerveux, impressionnables, pusillanimes, et que j'éprouve quelques difficultés pour faire pénétrer la sonde dans l'urèthre, j'introduis dans le rectum un morceau de glace dépoli, ayant la forme d'un ovale allongé et la grosseur d'une chataigne ordinaire, le pousse jusque par delà les sphyncters, et le fais renouveler toutes les heures. Presque toujours une heure et demie, deux heures au plus après cette introduction, le spasme uréthral s'amende, une certaine quantité d'urine est évacuée, et la vessie se vide lentement sans que le malade soit obligé de faire des efforts d'expulsion. Si ces phénomènes tardent à se produire, — ce qui arrive quelquefois chez des malades exceptionnels, — non seulement j'introduis de nouveaux morceaux de glace dans le rectum, mais je mets de la glace pilée depuis l'anus jusqu'au bout de la verge, en continuant cette application sans relâche jusqu'à ce que l'urèthre ait livré passage à l'urine, ce qui arrive toujours infailliblement.

10. Quand il s'agit de difficultés d'uriner ou de rétentions d'urine proprement dites, occasionnées par une hypertrophie de la prostate, j'ai encore recours à des morceaux de glace que j'introduis dans le rectum de la même manière que je l'ai indiqué ci-dessus, glace que je fais renouveler incessamment comme je le fais alors que la dysurie ou que l'ischurie sont occasionnées par des coarctations uréthrales. Dans ce cas-ci, — hypertrophie de la prostate, — les bons effets de l'agent réfrigérant dont je me sers

sont un peu plus longs à se produire, mais se produisent, excepté dans des cas rares et exceptionnels.

11. Somme toute, dans les deux circonstances maladives que je viens de signaler, — rétrécissements de l'urèthre et hypertrophies de la prostate, — la sédation est tellement remarquable, grâce aux effets produits par la glace, que l'introduction des bougies ou des sondes en gomme dans l'urèthre et la vessie est toujours facile pour des chirurgiens exercés, et n'occasionne qu'à peine un peu de douleur.

12. Dans un travail spécial, j'étudierai les bons effets de la glace et les modes selon lesquels se produisent ces effets dans les maladies des voies urinaires dont je viens de parler, et alors qu'il s'agit de remédier aux variantes de constitution des malades, à leur susceptibilité, à leur grande impressionnabilité, à leur nervosisme et à leurs appréhensions quand il faut les débarrasser d'un calcul par la lithotritie, opération délicate et difficile qui entraîne souvent après elle des phénomènes généraux et des phénomènes locaux, qui sont malheureusement très fréquents et quelquefois mortels. Du reste, la glace mise dans le rectum, dans ces cas-là, et renouvelée très souvent, sert merveilleusement à faciliter les préludes de la lithotritie, et à remédier aux douleurs de vessie, quelquefois atroces, ainsi qu'aux hémorrhagies plus ou moins considérables qui sont si souvent les conséquences du broiement des calculs, qu'on ne doit jamais confier qu'à des mains habiles, expérimentées et prudentes. — Les mêmes applications de glace faites dans le rectum, selon les règles

que j'ai indiquées, m'ont rendu tout autant de services que dans les cas précédents, quand il s'est agi de tailler des malades sur lesquels la lithotritie avait été inapplicable. C'est ainsi que ma médication a souvent eu pour résultat de faire taire la sensibilité des organes qui s'opposait à tout examen, de faire cesser un obstacle insurmontable au col de la vessie qui arrêtait sans cesse la marche et l'introduction du lithoclaste dans la vessie elle-même, de modifier singulièrement l'inflammation, les accidents nerveux graves, les accès pernicieux, et de faire cesser des hémorrhagies qui suivent parfois l'opération de la taille, quelque habilement qu'elle ait été faite.

13. Je dois m'empresser de reconnaître que l'introduction de la glace dans le rectum a été inutile après la taille, toutes les fois que l'infection purulente s'est produite, accident si fréquemment mortel, et que les plus habiles opérateurs ne sauraient conjurer.

14. En résumé, la glace, employée comme je l'ai indiqué, offre de très grandes ressources dans les difficultés d'uriner, dans les rétentions d'urine occasionnées par des rétrécissements de l'urèthre, et dans celles qui sont les conséquences des hypertrophies de la prostate. — Il en est de même quand on se sert de cette glace, soit pour conjurer, soit pour faire cesser des accidents qui surviennent à l'occasion de la lithotritie ou de la taille.

15. Sans faire un appel indiscret au bienveillant souvenir de quelques honorables confrères qui m'ont

vu recourir avec succès à l'emploi de la glace dans les maladies des voies urinaires que je viens de signaler, je me bornerai à dire que mon excellent confrère et ami le docteur G. Dupont, de Bordeaux, qui est mon *aller ego,* n'a certainement pas oublié un certain nombre de cas qu'il a vus avec moi depuis plus de quinze ans (¹). Le docteur Boursier, aussi de Bordeaux, doit se rappeler qu'un ancien commandant, âgé de quatre-vingt-un ans, qui était son client et qui avait été le mien pendant plus de vingt ans, eut une rétention d'urine de cause prostatique. Malgré l'habileté de mon confrère, le cathétérisme fut impossible, et je ne fus pas plus heureux dans les tentatives que je fis pour pénétrer dans la vessie. — Des applications de glace faites dans le rectum ayant été prescrites par moi, moins d'une demi-heure après cette introduction, le malade urinait par la voie normale et vidait sa vessie, mais trop tard !! — Le docteur Le Barillier, aussi de Bordeaux, m'ayant fait appeler auprès d'un de ses malades dont j'avais traité le frère de rétrécissements multiples et fibreux de l'urèthre avec succès, me pria de sonder son client qui avait une rétention

(¹) N'écrivant et ne publiant jamais rien sans demander des conseils au Dr G. Dupont, de Bordeaux, j'ai cru devoir lui faire lire ce travail. Voici ce qu'il me répondit il y a quelques jours :

« Mon cher ami :

» .... Je ne doute pas du bon accueil qu'on fera à votre découverte, » dont j'ai été plusieurs fois à même de constater les bons effets, entre » autres sur M. A... B... qui, malgré l'opération, n'éprouva de bien- » être qu'après l'introduction de la glace dans le rectum.

G. Dupont. »

d'urine occasionnée par une hypertrophie de la prostate. La glace ayant été introduite dans le rectum, produisit ses effets accoutumés, je veux dire l'émission libre et rapide des urines. — Ayant été appelé tout récemment auprès d'un client du docteur et professeur de clinique interne Henri Gintrac, de Bordeaux, pour faire cesser de douloureuses difficultés d'uriner qui étaient les conséquences de deux rétrécissements fibreux de l'urèthre, l'introduction de morceaux de glace dans le rectum produisit dé si bons effets, que le malade se tint pour satisfait dès qu'il vit les urines sortir librement par l'urèthre, et la vessie se vider avec facilité. — Un client du docteur G. Dupont, de Bordeaux, que j'opérai avec lui d'un vaste abcès de la prostate, guérit de cet abcès, mais conserva une hypertrophie considérable de cette glande, qui occasionna, tantôt des dysuries persistantés, et beaucoup plus souvent des ischuries auxquelles force était de remédier par des cathétérismes répétés environ toutes les heures et demie, toutes les deux heures au plus. — Dès que le malade, qui habite ordinairement la campagne, fut de retour à Bordeaux, l'emploi de la glace rétablit la liberté des urines. Avec cette liberté se produisit très rapidement un retour à la santé, qui avait été sérieusement compromise pendant longtemps (¹).

(¹) Tout récemment j'ai lu, dans la *Gazette des Hôpitaux de Paris,* plusieurs articles publiés par les Dʳˢ Jules Chéron et Moreau Wolf, intitulés : *Courants continus constants, des services qu'ils peuvent rendre dans l'inflammation, l'engorgement et l'hypertrophie de la prostate.*

L'expérience nous apprendra ce qu'il faut espérer de ce mode de médication, que j'essaierai dès qu'une occasion se présentera.

16. Les bons effets que j'ai obtenus de l'introduction de la glace dans le rectum sur des calculeux que j'avais opérés par la lithotritie ou par la taille sont très remarquables, mais jamais, je crois, je n'en obtins d'aussi marqués que sur trois clients qui sont impressionnables au-delà de toute expression. J'opérai l'un par le broiement en présence et avec le concours éclairé des docteurs G. Dupont et Gellie, de Bordeaux, et taillai les deux autres avec le concours des docteurs Bensse, Dupont, de M. Dannecy, qui chloroforma l'un d'eux, de M. Bataille, notre habile fabricant d'instruments de chirurgie, et de plusieurs aides. — La glace produisit des effets merveilleux sur ces trois calculeux.

17. Je formule mes conclusions en disant que je crois avoir démontré dans ce travail :

1° Que les rétrécissements de l'urèthre et que les hypertrophies de la prostate occasionnent, tantôt des difficultés d'uriner plus ou moins considérables, et tantôt des rétentions d'urine — *dysuries* et *ischuries,* — dont les conséquences sont parfois désastreuses ;

2° Que le traitement de ces difficultés et de ces impossibilités d'uriner par la dilatation, par le cathétérisme simple ou forcé, par l'uréthrotomie interne ou externe, par les divers modes de ponctionner la vessie, est toujours difficile, quelquefois impossible, parfois très aventureux, très compromettant, et assez souvent mortel, quelle que puisse être d'ailleurs l'habileté des chirurgiens qui opèrent ;

3⁰ Que le traitement palliatif de ces deux maladies des voies urinaires (traitement que j'expérimente depuis vingt ans, et qui m'a toujours donné d'excellents résultats) doit être mis en pratique toutes les fois qu'on rencontre des malades qui n'urinent qu'avec difficulté ou qui n'urinent pas du tout. — La glace rend d'immenses services dans ces cas-là, et dispense les malades de voir les chirurgiens être obligés de recourir à des expédients toujours douloureux, parfois d'une exécution difficile, assez souvent impossible, et pis que cela ;

4° Que le traitement des maladies des voies urinaires dont je m'occupe ici (par des morceaux de glace qu'on introduit dans le rectum), fait presqu'immédiatement cesser les accidents, souvent si redoutables, occasionnés par des difficultés d'uriner ou par des empêchements absolus de vider la vessie, et donne le temps aux chirurgiens de prendre sagement et résolûment leurs mesures pour procéder à un traitement curatif, s'il y a lieu ;

5° Enfin, que l'introduction de morceaux de glace dans le rectum facilite beaucoup les préludes obligés de la lithotritie, et que le même moyen remédie efficacement aux accidents qui sont si communément, quoi qu'on fasse, les conséquences du broiement des calculs ou de leur extraction de la vessie par la taille.

Ce sont là des faits incontestables et qui seront incontestés dès que l'expérience personnelle des chirurgiens les plus autorisés aura confirmé la mienne, que je soumets humblement à leur contrôle éclairé.

18. Pendant un séjour non interrompu de dix ans à .Cadillac-sur-Garonne, petite ville et l'un des chefs-lieux de canton du département de la Gironde, j'eus fréquemment l'occasion de regretter qu'il ne me fût pas toujours possible d'avoir de la glace à ma disposition, alors que cette glace est le moyen le plus ordinaire que la thérapeutique mette en usage pour produire les effets de la médication sédative. Que de fois il m'arriva, en effet, d'avoir à traiter des hémorrhagies, des phlegmasies du cerveau et des méninges, des plaies de tête, des phlegmasies traumatiques, des péritonites, traumatiques aussi, des iléus, des étranglements internes, des vomissements incoercibles, le choléra sporadique, des hernies, des invaginations, des fractures comminutives, des brûlures, de grandes plaies par arrachement, etc., etc., sans pouvoir y remédier par l'usage de la glace *intùs et extrà,* selon les cas, et selon les indications ! Combien, surtout, j'eusse été aux regrets de ne pas avoir sous la main ce très précieux réfrigérant, ce sédatif par excellence, lorsque je me trouvais en présence de malades qui avaient des difficultés d'uriner ou des rétentions d'urine, si j'avais pu pressentir que cet agent deviendrait un peu plus tard dans mes mains, une ancre de salut pour ces maladies si douloureuses et si dangereuses à la fois !

La glace est d'une si grande utilité pour le traitement des maladies ci-dessus désignées, et d'une si puissante ressource pour celui des maladies des voies urinaires dont il est question dans ce travail, que je fais des vœux pour qu'on impose l'obligation aux pharmaciens de toutes les localités, d'avoir toujours de la glace à la disposition des malades et des médecins, où tout au moins des appareils propres à leur en procurer sur-le-champ. La chose est d'autant plus facile aujourd'hui, qu'on a doté la science d'appareils frigorifiques et de procédés propres à faire de la glace artificielle. C'est ainsi que M. Boutigny, pharmacien très distingué d'Evreux, a inventé un appareil fort ingénieux pour l'obtention de la glace à l'aide d'un mélange frigorifique; c'est ainsi que messieurs Decourdemanche, de Caen, et Malapert, de Poitiers, pharmaciens tout aussi distingués que le précédent, ont proposé divers appareils ou procédés ingénieux pour obtenir artificiellement de la glace; c'est encore dans le même but, que le congélateur ou la glacière des familles a été inventé par Villeneuve, congélateur à l'aide duquel on peut, dans l'espace de trente à quarante minutes, avoir deux cylindres de glace dont le poids varie de deux à sept kilogrammes.

Tout le monde sait aujourd'hui que M. Carré, depuis 1859, produit artificiellement de la glace par la vaporisation des liquides volatils, et notamment de l'éther. On sait aussi que, plus tard, il a remplacé avantageusement l'éther par l'ammoniaque liquide (alcali volatil). — Ce chimiste a construit des appareils qui peuvent donner cent kilogrammes de glace en une heure ou deux.

Pour conserver la glace en été, on l'enveloppe de laine, on la met dans un pot couvert d'une assiette, et on place le pot sur un lit de plume. La

mauvaise conductibilité de l'enveloppe pour la cha-
leur empêche la fusion de la glace, qu'on peut ainsi
conserver plusieurs jours.

128

www.ingramcontent.com/pod-product-compliance
Ingram Content Group UK Ltd.
Pitfield, Milton Keynes, MK11 3LW, UK
UKHW022340170726
13837UKWH00005BA/2330